BEI GRIN MACHT SICH IHR
WISSEN BEZAHLT

AF137301

- Wir veröffentlichen Ihre Hausarbeit,
  Bachelor- und Masterarbeit

- Ihr eigenes eBook und Buch -
  weltweit in allen wichtigen Shops

- Verdienen Sie an jedem Verkauf

Jetzt bei www.GRIN.com hochladen
und kostenlos publizieren

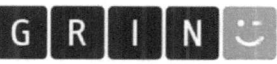

Bibliografische Information der Deutschen Nationalbibliothek:

Die Deutsche Bibliothek verzeichnet diese Publikation in der Deutschen National-bibliografie; detaillierte bibliografische Daten sind im Internet über http://dnb.d-nb.de/ abrufbar.

Impressum:

Copyright © 2016 GRIN Verlag
Druck und Bindung: Books on Demand GmbH, Norderstedt Germany
ISBN: 9783346204059

Anonym

Esskultur in der Türkei, Italien, Ägypten und Deutschland

GRIN Verlag

GRIN - Your knowledge has value

Der GRIN Verlag publiziert seit 1998 wissenschaftliche Arbeiten von Studenten, Hochschullehrern und anderen Akademikern als eBook und gedrucktes Buch. Die Verlagswebsite www.grin.com ist die ideale Plattform zur Veröffentlichung von Hausarbeiten, Abschlussarbeiten, wissenschaftlichen Aufsätzen, Dissertationen und Fachbüchern.

Besuchen Sie uns im Internet:

http://www.grin.com/

http://www.facebook.com/grincom

http://www.twitter.com/grin_com

Esskultur: Türkei, Italien, Ägypten

Hochschule Heilbronn

Campus Schwäbisch Hall

Fakultät Management und Vertrieb: Handel

Sommersemester 2016

Inhaltsverzeichnis

1 Einleitung

Essen ist eine allgängige Thematik mit der sich jeder Mensch alltäglich auseinander setzt. Dieser Gedanke geschieht sowohl bewusst als auch unbewusst. Essen ist weitaus mehr als nur eine Befriedigung der elementaren Grundbedürfnisse jedes Einzelnen. Viele Menschen ernähren sich nur um gesättigt zu werden, für andere wiederum ist das Essen eine große Leidenschaft. Die vielfältige Zubereitung der unterschiedlichen Speisen und die Art des Servierens sind kulturell bedingt. Durch das Essverhalten eines Menschen erkennt man nicht nur gewisse Vorlieben oder auch Abneigungen, sondern vielmehr das gesamte kulturelle Umfeld der Ernährung. Hierzu gehören beispielsweise differenzierende Rituale, Tischsitten, Dekorationen, Speisen und Zeremonien. Die Esskultur ermöglicht jedem Menschen eine kulturelle Identität und schafft auf diesem Wege ein Gefühl der Zugehörigkeit. Früher ging es nur darum, durch die Nahrungsaufnahme satt zu werden. Heute hingegen hat die Nahrung an großer Bedeutung gewonnen, da die Speisen auf besondere Art und Weise zubereitet werden. Durch den Austausch der verschiedenen Kulturen, wurden die Raffinessen der Kochkunst weltweit bekannt. Im ersten Teil der vorliegenden Arbeit werden die traditionellen Mahlzeiten und die wesentlichen Grundlagen der jeweiligen Küchen, insbesondere die landestypischen Gerichte beschrieben. Außerdem wird aufgezeigt, wie die Zubereitung der einzelnen Spezialitäten erfolgt. Im darauffolgenden Teil wird der Vergleich zur deutschen Esskultur dargestellt. Das Hauptmerkmal der Arbeit besteht darin, zu verdeutlichen wie sich die Esskulturen der Türkei, Italien, Ägypten und Deutschland voneinander differenzieren lassen. Abschließend wird eine Zusammenfassung die Arbeit abrunden.

2 Traditionelle Mahlzeiten in der Türkei

2.1 Wesentliche Bestandteile der türkischen Esskultur

Durch die Ausbreitung des osmanischen Reiches verbreitete sich auch die türkische Esskultur. Durch die Reisen in ferne Länder und Kriegszügen wurden die ausländischen und auch exotischen Gewürze, die bisher fremd in der türkischen Esskultur waren, bekannt. Dadurch wurden die Speisen weiterentwickelt und verfeinert. Aufgrund der vielfältigen Einflüsse des Mittelmeerraumes, des Orients und Indiens ist die türkische Küche heute sehr entwickelt.[1]

Im türkischen Raum wird mehrwiegend nach den Vorschriften des Islams gekocht. Dabei ist es sehr wichtig für die Türken, die einen islamischen Hintergrund besitzen, dass die verspeisten Gerichte halal zubereitet werden.

Charakteristisch für die türkische Küche ist, dass die Zubereitung der Gerichte aufwendig und zeitraubend ist, selbst bei Gerichten, die beim ersten Blick einfach erscheinen. Wer jemals eine türkische Küche betreten hat, weiß was das bedeutet. Jede türkische Hausfrau ist mit zahlreichen Rezepten bereichert und übt diese auch aus. So ist es möglich, dass die Zubereitung des Abendessens manchmal den ganzen Tag in Anspruch nehmen kann. Sobald Gäste angekündigt sind, ist es üblich, dass eine türkische Hausfrau all ihre Kochkünste zur Geltung bringt.

Die türkische Küche ist mit vielen verschiedenen Obst- und Gemüsesorten, Geflügel- und Lammfleisch, sowie Fisch bereichert. Daraus entsteht ein zahlreiches Angebot von köstlichen Speisen. Auch Gewürze kennzeichnen die türkische Küche, die für den außergewöhnlich guten Geschmack und Duft der Speisen sorgen. Also sind überwiegend die Gewürze dafür verantwortlich, dass die türkische Küche zudem geworden ist, was sie heute ist.

Dill, Minze, Safran, Zimt, Rosinen, Thymian verfeinern auch salzige und pikante Fleischgerichte, Suppen, und Reisspeisen. Auch das Aroma von Knoblauch ist in der türkischen Kochkunst ein essentieller Bestandteil. Kurz gesagt ist die türkische Küche ein sinnlicher Genuss. Afiyet olsun! – Guten Appetit

---

[1] Vgl. http://www.gutekueche.at/tuerkische-kueche-mehr-als-nur-kebab-und-doener-artikel-1035.

2.2 Kahvalti (Das Frühstück)

Das Frühstück ist die erste und wichtigste Mahlzeit des Tages. In der Türkei kann das Frühstück sehr üppig ausfallen. Da die Türkei ein sehr geselliges Land ist werden gerne schon am Morgen Gäste zum Essen eingeladen und somit kommt es zu vielen leckeren Beilagen, Aufstrichen und Speisen.

Ein typisch türkisches Frühstück besteht immer aus frischen, in Streifen geschnittenen Tomaten und Gurken, auch schwarze und grüne Oliven gehören dazu. Natürlich fehlt es nicht an verschiedenen Wurst- und Käsesorten, die nicht nur auf dem Tisch serviert werden, sondern auch als Füllung für „Börek" benutzt werden.

„Börek" ist neben dem Fladenbrot vielfältig einsetzbar und eine leckere Beilage. Es besteht aus Yufka-Teig, welcher mit Hackfleisch, Schafskäse oder Spinat gefüllt werden kann. Zu den bekanntesten „Börek-Arten" gehören „su böregi" (Wasserbörek), „sigara böregi" (Zigarettenbörek) und „gözleme". Alle drei Arten sind leicht in ihrer Zubereitung. Wenn es mal morgens schnell gehen muss, stehen viele türkische Cafés zur Verfügung, welche mit vielfältigen „Börek-Arten" ausgestattet sind. Ob schwarze Oliven, Kartoffeln, „sucuk" (türkische Knoblauchwurst), Würstchen, Schafskäse, Gouda oder Spinat, hier ist die Auswahl grenzenlos. Natürlich spielen auch Eier eine wichtige Rolle beim türkischen Frühstück. Ob hart bzw. weich gekocht oder als Rührei serviert, ohne Eier fehlt etwas beim morgendlichen Festmahl. Auch hier bestehen ganz spezielle Rezepte, die mit Eiern zubereitet werden und auf jedem Tisch ein richtiges Goldstück sind.

Ein Frühstück ohne „menemen" oder „sucuklu yumurta" ist nicht vorstellbar. „Menemen" besteht aus Rühreiern, die mit Tomaten, Zwiebeln und Paprika zubereitet werden. Eine kleine Zwiebel und eine grüne Paprikaschote werden in möglichst kleine Würfelchen geschnitten und im Öl leicht angebraten. Dann werden 2 Tomaten ebenfalls gewürfelt. Sie kommen zu den Anderen Zutaten in die Pfanne und werden auf kleiner Hitze solange gedünstet, bis sie matschig sind. Anschließend werden 2 Eier in einer Schüssel aufgeschlagen und mit einer Gabel geklöppelt, sodass sich das Eigelb mit dem Eiweiß vermischt. Daraufhin wird die Eiermasse über die Zutaten in der Pfanne gegossen. Alles wird gut durchgemischt und mit Salz, Pfeffer und einer Prise Kreuzkümmel gewürzt.

Auch „sucuklu yumurta" ist eine traditionelle Beilage beim türkischen Frühstück. Zu Beginn werden die in Scheiben geschnittenen Knoblauchwürste in der Pfanne mit Butter angebraten. Als nächstes

folgen die Eier als Spiegeleier hinzu und werden bei geringer Hitze gekocht. Daraufhin wird alles mit Salz, Pfeffer, Paprikaflocken und Petersilie gewürzt. Abschließend kann das Ganze mit Fladenbrot serviert werden.

In der Türkei ist es gängig, dass die Marmelade (recel) frisch zubereitet wird. Es bestehen vielfältige Sorten an Marmelade, von Rosenblüten über Feigen, bis zur Birne. „Tahin" Pekmez (Sesam Sirup) ist auch ein süßlicher Gaumenschmaus, sowie der Honig. All diese süßen Aufstriche werden mit Butter auf dem Fladenbrot oder „simit" (türkische Brezel) zu sich genommen.

Der türkische Tee (Cay) ist ein Muss für jedes Frühstück in der Türkei. Denn ohne den „cay" fehlt die Vollkommenheit der türkischen Küche. Egal wo das Auge hinreicht, ob in türkischen Cafés oder Retaurants, der türkische Tee fehlt nie. Es ist ein großer Bestandteil der türkischen Esskultur, die bei fast jedem Abschnitt des Tages ein Begleiter ist. Auch die Art und Weise, wie das Frühstück verspeist wird ist zu betrachten. Es ist gewöhnlich, dass das Brot mit der Hand geteilt wird und im Anschluss mit den vielfältigen Bestandteilen des Frühstücks belegt wird. Das Messer wird nicht sehr oft benutzt, denn alles ist so fein geschnitten, dass die Gabel ausreichend ist. Auch ist es klassisch, dass das Brot in die Marmelade bzw. den Honig eingetunkt wird und gegessen wird.

2.3 Öğlen yemeği (Das Mittagessen)

Das Mittagessen kann entweder zu Hause oder draußen zu sich genommen werden. Da viele Türken zur Mittagszeit arbeiten, verbringen sie ihre Pausen meist in Restaurants oder in der Kantine des Betriebs. Ob zu Hause oder im Geschäft, auch zur Mittagszeit gibt es köstliche Mahlzeiten, die einem das Wasser im Mund zusammenlaufen lassen.

„Kuru fasulye" ist ein Gericht, welches mittags gerne gegessenen wird. Darüber hinaus ist es auch ein Nationalgericht, denn jeder kennt den Geschmack von „kuru fasulye" und kann dem nicht wiederstehen. Früher wurden die Bohnen als Wintergericht serviert, da sie sehr nahrhaft sind und dadurch die Abwehrkräfte gestärkt wurden. Heute wird es sogar in kleinen Wägen auf den Straßen verkauft und wird „Pilav üstü Kuru" genannt (Trocken auf Reis). Es ist ein Gericht, das von jedem verspeist wird. Auch die Zubereitung nimmt nicht viel Zeit in Anspruch, im Vergleich zu all den anderen zeitaufwändigen Gerichten. Es ist aber wichtig, dass man die Bohnen am Vorabend in warmes Wasser legt und ziehen lässt. Am nächsten Tag schneidet man eine Zwiebel und Tomate, um sie in Öl anzubraten. Daraufhin fügt man die in Wasser gelegten Bohnen hinzu und lässt diese anbraten. Natürlich dürfen die Gewürze nicht fehlen wie Paprikaflocken, Pfeffer und Salz. Zum Schluss wird das Ganze mit Wasser aufgefüllt, sodass die Masse bedeckt ist und ca. eine Stunde gekocht. Da jeder dieses Gericht individuell zubereitet, ist es jedem selbst überlassen, wie dieses Gericht zuzubereiten ist.

Auch „patatesli köfte" ist ein Gericht, das fast in jedem Haushalt gekocht wird. „Köfte" sind kleine Hackfleischbällchen, die mit Kartoffeln in einer leckeren Tomatensoße gebacken werden. Dabei ist „Ayran" der beste Begleiter als Getränk. „Ayran" ist ein erfrischendes Joghurtgetränk, welches neben „Cay" (türkischer Tee) ein Nationalgetränk ist. Auf den Straßen werden die kleinen Hackfleischbällchen, welche in türkisches Brot gelegt werden, in kleinen Wägen verkauft. Für den schnellen Hunger ist das ganz praktisch und auch noch köstlich, sowie sehr preisgünstig.

2.4 Akşam yemeği (Das Abendessen)

Das Abendessen der türkischen Kultur, „Aksam yemegi" besteht üblicherweise aus drei oder mehreren aufeinander folgenden Mahlzeiten, und sind ganz besondere Stunden des Genusses. In der Regel zieht sich das Abendessen auch deshalb mehrere Stunden hin. Gerne treffen sich Familien in Restaurants, dem so genannten „Lokanta", am besten mit der Bosphorus Aussicht, und schöpfen aus dem Vollen.

Die Speisenfolge beginnt mit kleinen Apéritifs. Die Türkische Küche dominiert als erste Adresse für Feinschmecker. „Meze" und alkoholische Getränke gehören dazu. Ob gefüllte Weinblätter, gebratene Auberginenscheiben, Karotten, Zucchini aber natürlich immer mit Knoblauch. Bulgur Salat und zahlreiche Arten von Aufstrichen wie Rote Bete Joghurt „Turp Meze", Tahina Joghurt, Kartoffel-Möhren Joghurt und nicht zu vergessen ist natürlich die Scharfe Soße „Aci Meze", „Cacik", eine erfrischende Mischung von Gurken, Joghurt und Knoblauch das gerne von Vielen als Vorspeise bevorzugt wird. Zu den Meze-Gerichten gehören auch knusprige Teigröllchen mit Spinatfüllung, Käsefüllung, Hackfleischfüllung die „Sigara Böregi" genannt werden. Außerdem wird neben dem Apéritif Schnaps, Raki, Wein serviert.

Die Hauptspeise startet generell mit einer Suppe. Die Suppe wird nicht gegessen, sie wird „getrunken". Auch als Zwischenmahlzeit für den kleinen Hunger sind Suppen angesagt. Oft wird man von Freunden oder Bekannten gefragt, ob man nicht zusammen eine „Suppe trinken gehen will". Damit sind die „Corbaci" gemeint. Auch im Sommer bei 40° Celcius werden Suppen getrunken, Joghurt-Suppen oder kalte Gurkensuppen sind an solchen heißen Tagen up to date. Die Menge der Suppenarten beruhen auf der Diversität des Landes. Die Türkei besteht aus vielzähligen Gemeinschaften, die neben der türkisch-islamischen eine eigene regionale Kultur besitzen. Die Essgewohnheiten und Rezepte sind ein Teil davon. Viele Gerichte werden durch die Herkunft genauer beschrieben. Der „Tantuni aus Mersin" (Döner mit kleinen Hackfleischwürfeln), oder die „Trabzoner Hackfleischbällchen", um nur zwei Beispiele zu benennen. „Mercimek corbasi" eine Linsensuppe, „Yayla corbasi" eine Joghurtsuppe und „Iskembe corbasi" eine Kuttelsuppe, zählen definitiv zu den drei beliebtesten Suppenarten.

Danach werden Fleisch und vegetarische Gerichte angerichtet. „Sac Kebap" ist eine der traditionellen Abendmenüs, das in einer türkischen Pfanne zubereitetes und serviertes Gericht, mit Rindfleischwürfel, Kartoffeln, frischer Paprika, frische Tomaten, Champignons, Zwiebeln und Tomatensauce. Zudem bestehen Variationen des „Sac Kebaps" auch für Vegetarier mit weißen Bohnen, Linsen, statt Rind, Lammfleisch oder Wurst. Die türkische Pizza „Pide" ist auch unvermeidlich, angerichtet am liebsten mit Hackfleisch, aber auch mit Weichkäse, Wurst, je nach Bedarf auch mit Gemüse. Neben Rindfleisch wird Lammfleisch genauso begehrt, wenn nicht sogar mehr. Ganz gewiss, in der türkischen Kultur ist Fleisch das Herzstück der Küche. Ob Lammkoteletts mit Reis, oder Lammfleischwürfel als

Spieß vom Grill mit Reis. Übrigens wird als Beilage überwiegend Reis „Pilav" gefragt.

Folgend wird jedes gelungene Essen mit zahlreichen süßen Desserts und frischem Obst gekrönt. Ein Klassiker der türkischen Nachspeisen ist „Baklava". Ein Gebäck aus Blätterteig, welcher zudem verschiedene gemahlene Nüsse wie Walnüsse, Pistazien oder Mandeln enthält. Den außergewöhnlich süßen Geschmack, hat der Baklava, direkt nach dem Backen eingelegtem Sirup zu verdanken.

Ebenso bekannt ist das „Halva", eine Süßspeise, hergestellt durch das Mischen von Honig, Ölsamen, Zucker, Vanille, Mandeln und Kakao. Diese wird zu einem Mus verarbeitet und ähnelt einem rechteckigen Stück Kuchen.

Zugleich kennt die türkische Küche eine Art von Milchreis, das so genannte „Sütlac" als Dessert. Der Unterschied zum deutschen Milchreis besteht darin, dass auf der Oberfläche häufig eine Karamellisierung zu sehen ist. Ob kalt oder frisch aus dem Backofen, den „Sütlac" bekommt jeder nach Geschmack serviert. Für gesellige Runden gibt es letzlich noch das „Lokum", kleine bunte Zuckerwürfeln aus Sirup und Honig.

Den krönenden Abschluss bildet dann der türkische Kaffee „Mokka" oder Tee „Cay". Die wichtigen Utensilien für die Zubereitung des türkischen Kaffees sind zum Einen das kleine Kännchen aus Edelstahl oder Kupfer, „Cezve" genannt. Staubfein gemahlene Bohnen, aus Äthiopien oder Jemen werden hierfür bevorzugt. Pro Tasse wird ein Teelöffel Kaffee mit einem Teelöffel Zucker, und der gewünschten Wassermenge benötigt. Während dem Kochen bildet sich eine Schicht von Schaum. Das Cezve wird kurz vom Herd genommen, und die Tassen werden mit einen Löffel Schaum geschöpft. Daraufhin wird der türkische Kaffee zum Zweiten Mal gekocht, um ihn anschließend auf die Tassen zu verteilen. So ist der Mokka trinkfertig zum Durchkosten.

3 Traditionelle Mahlzeiten in Italien

3.1 Wesentliche Bestandteile der italienischen Esskultur

Italien ist eine parlamentarische Republik in Südeuropa. Die Staatsreligion ist das Christentum und hauptsächlich durch den Katholizismus geprägt. Wenn man Italien hört, denkt man sofort an Sonne, Strand, Urlaub, jede Menge Kultur, gutes Essen und unkomplizierte, fröhliche Menschen sowie Temperament und Leidenschaft. Die Italiener sind uns in mancher Hinsicht ein Vorbild an Lebensfreude und Offenheit. Italien ist ein großes Land mit unterschiedlichen klimatischen und geografischen Verhältnissen und mit verschiedenen Volksgruppen. Die einzelnen Regionen hatten eine oft voneinander unabhängige historische Entwicklung. Diese Umstände bringen es mit sich, dass die einzelnen Regionen – oft sogar einzelne Städte und Orte – verschiedenste kulinarische Spezialitäten hervorgebracht haben und sich die regionalen Küchen so sehr unterscheiden, so vielfältig sind, dass eigentlich von einer einheitlichen „italienischen Küche" gar nicht gesprochen werden kann.[2] Folgende Regionalküchen können unterschieden werden: Friaul (Friaulische Küche), Venetien, Trentino-Südtirol (Trentino-Südtirols Küche), die Lombardei, Aostatal, Piemont, Ligurien (Ligurische Küche), Emilia-Romagna, die Toskana (Toskanische Küche), Umbrien, Marken, Latium mit der Hauptstadt Rom, die Abruzzen mit Molise, Kampanien, Apulien, die Basilicata, Kalabrien und die Regionalküchen der beiden Inseln Sizilien (Sizilianische Küche) und Sardinien. Die italienischen Essenszeiten weichen etwas von den in Deutschland üblichen ab. Da der Arbeitstag normalerweise etwas später beginnt, findet auch das (sehr knappe) Frühstück später statt. Das Mittagessen ist da schon wesentlich üppiger. Es beginnt etwa ab 13 Uhr und zieht sich weit in den Nachmittag hinein. Da man in Italien, um die lange Mittagspause auszugleichen, auch länger in den Abend hineinarbeitet, ist die richtige Zeit für das Abendessen ab 20 Uhr gekommen. Dabei lässt man sich besonders viel Zeit und gibt sich in aller Ausführlichkeit den kulinarischen Genüssen und der Konversation hin. Der Umgang mit dem Thema Pünktlichkeit ist bei unseren südlichen Nachbarn etwas lockerer als bei uns. Im Geschäftsleben sollte man so halbwegs pünktlich sein, eine kleine Verspätung wird aber gerne verziehen. Bei privaten Einladungen wird sogar erwartet, dass man ca.

---

[2] Vgl. Capatti A., Montanari M., Italian Cuisine, 1999.

10 bis 20 Minuten später kommt als angegeben. Die Wurzeln der italienischen Küche gehen bis auf das 4. Jahrhundert v. Chr. zurück. Die Römer hatten den Grundstein hierfür gelegt, in deren klimatisch gesegneten Land sie aus den Vollen schöpfen konnten. Bis heute hat sich daran im Grunde nichts verändert, auch wenn längst Grundnahrungsmittel und Delikatessen rund um den Globus verschickt werden. Regionale Produkte haben in Italiens Küchen eine unverändert hohe Bedeutung und spielen die Hauptrolle in der täglichen Zubereitung der Speisen. Zu verdanken ist das der Slow-Food-Bewegung, die in den 1980er Jahren antrat, um der auch in Italien um sich greifenden Fast-Food-Unkultur mit US-amerikanischen Schnellrestaurants und tiefgekühlten Fertiggerichten etwas entgegenzusetzen. Engagiert wurde für die Rückbesinnung auf kulinarische Traditionen und die geschmackliche Vielfalt lokal produzierter Lebensmittel geworben. Italien ist diesbezüglich eine wahre Schatzkammer und fand daher die Bewegung vieler Anhänger unter Konsumenten und Gastronomen. So wird der Speisezettel, entlang der Küste, vielerorts noch immer von dem bestimmt, was das Meer zu bieten hat. Nudeln sind als Nahrungsmittel bei den Italienern kaum wegzudenken. Lokale Formen und Nudel-Favoriten, hat jede italienische Region, mit ihren eigenen Namen bedacht. So gibt es beispielsweise in Modena kulinarische Abbracci (Umarmungen), ausgerollt, gefüllt und um den Finger gewickelt.[3] Pasta gibt es sowohl mittags oder abends, je nachdem auch zweimal am Tag. Die Nudelgerichte kommen in der Regel nach dem Salat und anderem Antipasti auf den Tisch, als erster warmer Gang, bevor die Mahlzeit mit Gemüse, Fleisch und Fisch fortgesetzt wird. Eine weitere Eigenschaft der italienischen Esskultur ist die geringe Bedeutung, die Fleisch gegenüber Gemüse beigemessen wird. Beide werden in Italien als gleichwertig betrachtet. Monotonie besteht beim Nudelessen nie.[4] Die italienische Küche hat in den letzten Jahrzehnten einen stärkeren Einfluss auf die Entwicklung der Essgewohnheiten gehabt als jede andere Küche der Welt. Ein neues Interesse für die mediterrane und insbesondere italienische Küche ist, insbesondere in Mitteleuropa, erwacht, das auf gesundheitlichen Motiven basiert und die italienische Küche als Inbegriff der fleischarmen, fisch-, obst-und gemüsereichen Ernährung versteht. Essgewohnheiten und Essenszeiten in Italien unterscheiden sich in mancher Hinsicht von den in Mittel- und Nordeuropa üblichen. Die wichtigs-

---

[3] Vgl. o. V Verlag K. Baedeker, Italien, 2013, S. 106.
[4] Vgl. o. V Verlag K. Baedeker, Italien, 2013, S. 103.

te Eigenschaft der traditionellen italienischen Küche ist ihre Einfachheit, mit zahlreichen Gerichten, die nur aus wenigen Bestandteilen bestehen aber auch ihre regionale Vielfalt. Die meisten Rezepte wurden von Großmüttern und Müttern erschaffen als von Restaurantchefs und sind deshalb wie geschaffen für die Hausmannskost. Viele traditionelle Gerichte, die mit der Zeit ausgesprochene Spezialitäten geworden sind, stammen von der einfachen Küche der Bauern und der weniger begüterten Klasse. Das gemeinsame Essen ist in Italien ein wichtiges Ritual. Nicht alleine zuhause, nein, mit der ganzen Familie, den Nachbarn oder Freunden wird die Mahlzeit zelebriert und gerne geht man auch dazu in ein Restaurant. Wenn zu Hause gegessen wird, dann führt die Mama das Regime in der Küche. Köstliche Speisen, die aus frischen Zutaten und bester Qualität liebevoll zubereitet werden. Denn die Italiener legen großen Wert auf die Qualität des Essens. So kaufen sie lieber auf den örtlichen Märkten als im Supermarkt oder gar in der Tiefkühltheke. In keinem anderen Land werden so viele frische Kräuter verarbeitet wie in Italien, feine Aromen werden herausgearbeitet mit frischem Lorbeer, Salbei, Basilikum, Rosmarin, Thymian, Estragon, Majoran, Oregano, Fenchel, Peperoni, Knoblauch und Petersilie. Gerade Knoblauch wird dargestellt, als sei er eines der typischsten Bestandteile der italienischen Küche (Knoblauchbrot, Knoblauchsoßen etc.). In der italienischen Küche spielt Knoblauch aber keine so große Rolle, keinesfalls aber so sehr, wie es in den italienischen Restaurants im Ausland der Fall ist. Die italienische Küche ist bis heute eine unverfälschte Küche geblieben, die natürliche Zutaten verwendet. Gemüse, Käse und Wein spielen in ihr eine außerordentlich wichtige Rolle, ebenso wie kalt gepresstes Olivenöl. Diese Produkte können als wesentliche Bestandteile der traditionellen italienischen Küche betrachtet werden, unabhängig von der jeweiligen Region. In der mediterranen Küche ist Olivenöl wegen seiner aromatischen Vielfalt und seiner gesundheitsfördernden Wirkung seit Menschengedenken nicht zu ersetzen. Das rein pflanzliche Öl ist wichtiger Bestandteil der italienischen Küche und verleiht nicht nur Fisch- und Fleischgerichten eine besondere Note, es bildet auch die Basis für leckere Salate und Marinaden, verfeinert Pasta-Gerichte und kann bei entsprechender Qualität als köstlicher Dip zum Brot gereicht werden. Darüber hinaus ist es wegen seines hohen Anteils an der einfach ungesättigten Ölsäure, die es gegenüber Oxidation und Zersetzung stabilisiert, und anderen Inhaltsstoffen wie Vitamin E sehr gesund. Der Geschmack der einzelnen Öle ist äußerst vielfältig: während manche sich aufgrund ihres feinen Aromas hervorragend eignen, um das Aroma einer Speise hervorzuheben, werden andere gerade deshalb gewählt, weil sie selbst dem Gericht eine neue Geschmacksrichtung geben. In Italien wird Olivenöl als „flüssiges Gold" bezeichnet. In den Mittelmeerregionen ist seit über 6000 Jahren als Nahrungs-, aber auch als Schmier- und Heizmittel belegt. Überall in Italien wachsen Olivenbäume außer im Aostatal.[5].

Ganz bedeutsam in Italien ist die Kaffee-Kultur. Der Kaffee ist aus der italienischen Lebenskultur nicht mehr wegzudenken. Ob morgens, mittags oder abends, Kaffee gibt es in Italien zu jeder Zeit und auch an jedem Ort. Der Genuss dieses Getränks in Restaurants und Espresso-Bars wird im wahrsten Sinne des Wortes zelebriert. Es gibt mehr als ein Dutzend Zubereitungsmöglichkeiten, deren wichtigste die folgenden sind: Espresso, der auch als caffè bezeichnet wird, ein Fingerhut, ein sehr starker Kaffee der direkt aus der Maschine kommt und möglichst heiß getrunken wird. Caffè lungo ein Espresso der mit der doppelten Menge Wasser hergestellt bzw. gestreckt wird, daher etwas milder im Geschmack. Caffè macchiato ist ein Espresso mit einem Schuss kalter Milch. Latte macchiato ist aufgeschäumte Milch mit etwas Kaffee drin. Cappuccino ist ein Espresso, über den aufgeschäumte Milch gegossen wird. Für viele gehört hier auch darüber aufgestäubter Kakao dazu. Caffè coretto, ein Espresso mit einem Schuss Alkohol wie Grappa, Cognac oder auch Likör, wie etwa Sambuca, ein Anislikör. Caffè freddo ist ein eisgekühlter Kaffee, schwarz und gezuckert. Cappuccino ist ein eisgekühlter, gezuckerter Milchkaffee. Auch der Weinbau in Italien hat eine lange Tradition und jede Region ihre eigenen Weine. Es gibt über 350 Rebsortenvarationen. Aufgrund der verschiedenen klimatischen Bedingungen bestehen große geschmackliche Unterschiede zwischen den Weinen, die dementsprechend den regionalen Charakter der unterschiedlichen Küchen bereichern. Qualitativ wird zwischen Qualitätswein und Landwein unterschieden und ausgezeichnet. Mehr als ein Fünftel aller in Italien angebauten Rebsorten sind autochthon. Zu den berühmtesten gehören Sangiovese sowie Nebbiolo.[6] Der Charakter des Weins entscheidet, zu welchem Gang er serviert wird. Der toskanische Vin Santo ist zum Beispiel ein Dessertwein. In Italien werden neben Stillweinen (*vini tranquilli*) auch Perl- (*vini friz-*

[5] Vgl. o. V. Verlag K. Baedeker, Italien, 2013, S. 118.
[6] Vgl. Broschüre des Italienischen Instituts für Außenhandel Düsseldorf, 2006.

zanti) und Schaumweine (*vini spumanti*) gekeltert. Die italienische Esskultur lässt sich gut überschaubar zusammenfassen. So teilt man das Land einfach in drei Regionen, Nord-, Mittel- und Süditalien.

Die Landschaft Norditaliens ist gekennzeichnet von den südlichen Ausläufern der Alpen mit den Dolomiten, der weiten Po-Ebene, die bis zum Golf von Venedig reicht, und dem hügeligen Beginn des Apennins. In der ganzen Region wird viel Milchwirtschaft betrieben. Dieser Tradition verdanken wir Parmesan und Gorgonzola, Panna cotta und Tiramisu. Hier wird mit Butter gebraten und mit Rahm verfeinert. Neben Kühen werden auch Schweine gehalten. Sie liefern das Fleisch für den würzigen, luftgetrockneten Parmaschinken und zahlreiche regionale Salamispezialitäten. Die fruchtbare Po-Ebene spendet reichlich Gemüse und Reis. Ein sämiger Risotto wird hier gerne als Primo genossen, sei er goldgelb vom Safran oder dunkelrot von einem kräftigen Barolo aus dem Piemont. Genauso häufig gibt es Pasta, deren Teig hier immer mit Ei zubereitet wird. Oft trifft man sie gefüllt als Ravioli oder Tortellini.

Gleich hinter Bologna verläuft die Butter-Olivenöl-Grenze Italiens, die kulinarische Grenze zwischen Nord- und Mittelitalien. Mit der Küste Liguriens und den silbern schimmernden Olivenhainen der Toskana beginnt das, was wir gemeinhin unter mediterraner Küche verstehen. Frischer Fisch vom Meer, intensiv duftende Kräuter, sonnengereiftes Gemüse und selbst gesammelte Pilze aus dem Wald. Alles zubereitet und verfeinert mit dem grünen Gold, dem über alles geliebten Olivenöl. In Mittelitalien und auf Sardinien werden Schafe und Ziegen gehalten. Ihre Milch wird zu würzigem Pecorino verarbeitet. Die Küche Mittelitaliens ist einfach geblieben, doch versteht man hier die Schätze der Natur so gekonnt zu nutzen, dass jedes Gericht zu einem Gedicht wird.

Süditalien ist keine wohlhabende Region, doch kulinarisch fehlt es ihr an nichts. Auf der mineralhaltigen Vulkanerde von Vesuv und Ätna gedeihen Produkte von außergewöhnlicher Geschmacksintensität, und mancherorts hängen goldgelbe Zitronen an den Bäumen. Im heißen Süden ist das Essen so feurig wie das Temperament der Menschen Es wird großzügig mit Peperoncino gewürzt, der hier liebevoll diavolino (Teufelchen) genannt wird. Im Absatz des Stiefels wird Hartweizen angebaut, der sich dank des hohen Kleberanteils auch ohne Ei zu einem geschmeidigen Pastateig verarbeiten lässt. Und wenn Mamma und Nonna in der kühlen Gasse sitzend den frisch gekneteten Pastateig zu kleinen Kunstwerken formen, überkommt einen das schöne Gefühl, die Zeit sei gerade stehengeblieben.

3.2 La Colazione (Das Frühstück)

Der Tag beginnt zunächst mit dem Frühstück. Der durchschnittliche Deutsche wird erschrecken, wenn er sieht, wie spartanisch das in Italien gehandhabt wird. Dem Frühstück wird als Mahlzeit nicht der Stellenwert beigemessen, den das Frühstück als Mahlzeit beispielsweise im deutschsprachigen Raum hat. In Italien muss es morgens schnell gehen, Chaos auf den Straßen, es wird gehupt, gebrüllt, geflucht und jeder regt sich über etwas auf. Doch endet jede Auseinandersetzung genauso schnell, wie sie entstanden ist und die Streitereier gehen schnell wieder friedlich auseinander. Man sieht niemanden ausgiebig und entspannt frühstücken, hier und da wird hastig das entsprechende heiße Getränk geschlürft, kurz einen kleinen Happen gegessen und weitergestürmt. Keiner hat so richtig Zeit und die Menschen wollen auch anscheinend nichts essen, die schnelle Koffeindosis reicht. Hinzu kommt, dass das Gedeck und der Kaffee im Sitzen sowie der Service in der Bar extra berechnet wird und man beim Verzehr im Stehen Bares sparen kann. Das italienische Frühstück ist im ganzen Land traditionell karg geprägt. Das Frühstück ist eine absolute Nebensache und die Italiener bleiben hier schlicht. Ein Café oder klassisch Cappuccino, ein Brioche, auch Apostelkuchen genannt, ist ein typisch italienisches Hefeteiggebäck, Cornetto, eine Art Croissant auf italienische Art, die es sowohl gefüllt als auch ungefüllt zu kaufen gibt, oder ein anderes süßes Gebäck.

Diese Gebäckstücke werden meist in das Heißgetränk getunkt. Das alles geschieht in der Regel auf dem Weg zur Arbeit stehend in einer Bar, dabei ein kurzer Blick in die Zeitung und ein paar flüchtige Worte mit dem Kellner oder Barmann gewechselt und dann geht's auch schon weiter in den Tag hinein. Zuhause frühstücken in Italien nur Hausfrauen, Kinder und Schüler. Aber auch hier geht das ganze sehr schnell, einfach und auf das Nötigste beschränkt. Das alles wirkt sehr hektisch und hat mit der mediterranen Gemütlichkeit nur sehr wenig zu tun. Die fehlende Frühstücksgemütlichkeit ist jedoch typisch für den mediterranen Raum.

Für diese Belanglosigkeit kann es zwei Gründe geben, mit der der Italiener sein Frühstück handhabt. Zum einen wurde am Abend davor noch spät gut und ausgiebig gegessen. Anderseits wird es sehr teuer, wenn man sich erst einmal in der Bar hinsetzt, da entsprechend eine Gebühr für die Bedienung erhoben wird die den Preis für einen einfachen Kaffee um über die Hälfte steigen lässt. Geht es also nur um den kleinen, heißen Koffein-Push, so ist es deutlich günstiger, die heiße Köstlichkeit im Stehen an der Bar zu genießen. So sieht das typische italienische Frühstück aus. Meine Oma sagt immer: „Italienisches Frühstück sei was für Zahnlose".

3.3 Il Pranzo (Das Mittagessen)

Die gehaltvolle Mahlzeit findet mittags, meist jedoch erst abends statt, nicht zuletzt aufgrund der hohen Tagestemperaturen, die insbesondere in den Sommermonaten in der Mitte und im Süden Italiens herrschen. Mindestens eine der beiden Hauptmahlzeiten stellt in der Regel ein äußerst opulentes kulinarisches Ereignis dar. Dabei wird klassisch ein mehrgängiges Menü verzehrt, am liebsten im großen Kreis der Familie oder Freunde. Gäste sind immer herzlich willkommen und werden familiär aufgenommen. Die Gastfreundschaft ist ein Teil ihres Sozialverhaltens. Als Gastgeschenk werden oft kulinarische Leckereien mitgebracht. So kann ein Mittagessen, die erste Hauptmahlzeit des Tages, schon mal eineinhalb Stunden dauern. Allerdings ist das Mittagessen nicht so opulent wie das Abendessen. Viele Italiener essen aber kaum noch Zuhause, da sie beruflich oft tagsüber eingebunden sind. Wenn das aber nicht der Fall sein sollte, wie beispielsweise an Wochenenden, erkennt man keinerlei Verhaltensunterschiede im Vergleich zum Abendessen. Die Speisefolge von Mittag- und Abendessen ist traditionell immer gleich. Ein paar Nudeln oder eine Suppe als Vorspeise, danach Fleisch oder Fisch mit Beilagen (contorni), die z.B im Restaurant separat dazu bestellt werden müssen. Hinterher eventuell noch eine Süßspeise (dolce), ein kleiner Teller Tiramisu und auf jedenfall ein Caffé, der rituell zum Essen gehört. Die Restaurants in Italien öffnen in der Regel um 12.30 Uhr, doch kann es vorkommen das die Küche erst eine halbe Stunde später die Arbeit aufnimmt. Denn das Mittagessen beginnt nicht vor 13 Uhr. Wer früher kommt, muss sich mit Brot oder Grissini begnügen, die immer auf dem Tisch stehen Sie gehören zum coperto (dem Gedeck), selbstverständlich sind Stofftischdecke und Stoffservietten inbegriffen. Brot ist den Italienern sehr wichtig. Es bildet den Hauptbestandteil jeder Mahlzeit. Ciabatta und Focaccia sind so die bekanntesten Brotsorten. Auch die Art des Genusses weicht in der italienischen Küche im Vergleich zu anderen Küchentraditionen ab.

Manche der Brotarten werden sicherlich auch ganz allgemein für das Frühstück oder Abendbrot verwendet, zumeist jedoch wird ein und dasselbe Brot in verschiedenen Varianten gebacken und ganz in der Tradition der Brotbäcker der Antike mit unterschiedlichen Zutaten verfeinert. So bietet ein und dasselbe Brot (Grundrezept) eine Fülle an kulinarischen Möglichkeiten, die weit über die bei uns übliche "Stulle" hinausgeht. Da wird ein "einfaches Stück Brot" schnell zu einer ganz eigenen kleinen Mahlzeit oder eine wichtige Zutat in einem Menügang. Ein Beispiel dafür sind Bruschetta, das ursprüngliche „Arme Leute Essen" stammt aus Mittel- und Süditalien. Frisch geröstetes Brot, wie etwa Pane Pugliese (mit harter Kruste), wird noch warm mit einer halbierten Knoblauchzehe eingerieben und anschließend mit Olivenöl beträufelt, nach Belieben gepfeffert und gesalzen und sofort verzehrt. Bruschetta wird oft mit einem Belag versehen, je nach Region und Belieben sind zahlreiche Variationen bekannt:

- Häufig anzutreffen ist zum Beispiel ein Belag mit gehackten Tomaten und frischem Basilikum. Dazu werden Tomaten gewürfelt (das Kerngehäuse wird dabei entfernt) und mit Knoblauch, Basilikum, Olivenöl und etwas Salz und Pfeffer gemischt. Das Brot (üblich ist Weißbrot) wird angeröstet und kurz vor dem Servieren mit dem Tomaten-Knoblauch-Mix belegt. Diese Version ist in der Toskana und der Gegend um Neapel sehr verbreitet.

- In der Toskana wird es auch mit ungesalzenem Brot zubereitet und heißt dann Fettunta.

- In den Abruzzen rund um Pescara wird Bruschetta auch sehr gerne mit Schinken gegessen, und mit Arrosticini (gegrillte Schaffleisch-Würfel) gilt es dort als Spezialität.

- In Kalabrien heißt Bruschetta Fedda ruscia (geröstete Scheibe Brot) und wird mit Olivenöl, Salz, Pfeffer und Oregano oder Paprika gegessen.

Typische italienische Brotarten:

- Ciabatta
- Crostata
- Focaccia (Crescentina)
- Grissini
- Pane
- Panini
- Piadina
- Pizzabrot

Das Gedeck schlägt immer mit einigen Euro pro Person zu Buche, noch bevor man die erste Kleinigkeit bestellt hat. Zum Ausgleich wird das Trinkgeld nicht so selbstverständlich und so hoch erwartet wie in Deutschland. Brot, in allen Variationen, gehört immer zu einer italienischen Mahlzeit, ganz egal, was es gibt. Zum anderen gehören selbstverständlich Wasser und Wein mit auf den Tisch. Traditionell wird Wein in Italien vorwiegend zum Essen genossen. In Italien ist es nicht ungewöhnlich das auch Kinder einen Spritzer Wein in ihr Wasser bekommen. So fand dies auch schon im alten Rom statt. Auch separat unter Tags ist mal ein Gläschen erlaubt, wie beispielsweise in Venedig der berühmte Ombra (in Deutsch Schatten genannt), allerdings trinkt man zu keiner Gelegenheit so viel, dass man auch nur ansatzweise betrunken wird.

Wenn man die Speisekarte eines Restaurants in Italien liest, fällt einem auf, dass eine klare Unterscheidung zwischen den Gängen und ihren Bestandteilen stattfindet. In Deutschland sind wir es gewohnt, dass man einen Teller mit einem Gericht, bestehend aus Fleisch oder Fisch zusammen mit bestimmten Beilagen, serviert bekommt. Das erscheint in Italien jedoch fremd.

3.4 Il Cena (Das Abendessen)

Der Höhepunkt des Tages ist eindeutig das Abendessen. Es beginnt in der Regel nicht vor 20 Uhr, die meisten Restaurants öffnen jedoch etwas früher, meist um 19 oder 19.30 Uhr. Das Essen und Trinken ist für Italiener eine Lebensfreude, die sich keiner nehmen lässt. Essen ist Leidenschaft und ist für Italien unabdingbar. Leider ist der Wandel zu Fast-Food auch in Italien unaufhaltsam und schon weit verbreitet. So ersetzen ein Hamburger oder ein Stück Pizza aus einem Imbiss auf die Schnelle schon einmal ein Mittagessen, doch wird ein echter Italiener nicht so schnell auf das traditionelle Essritual verzichten mögen. Dieses Essritual findet fast immer im großen Kreis statt, mit der Familie, den Nachbarn, aber auch Freunden und das egal zu welchen Anlässen. Die Art der Anlässe spielt in Italien dabei keine Rolle. Gekocht wird immer reichlich und ausgiebig und findet für jedermann den richtigen Geschmack. Angebotenes Essen und Trinken sollte immer positiv angenommen und nicht abgelehnt werden, da dies oft als Unfreundlichkeit angesehen wird. Das abendliche Ritual wird mit einem „aperitivo" eingeleitet, isst man auswärts so wird dieser gerne unterwegs an ein Bar eingenommen. Zu den bekanntesten Getränken, die in Aperitifs wie dem Spritz gemischt werden, gehören Campari, Cinzano und Aperol. Diese heben oftmals, vor dem großen Andrang an Essen, die abendliche Stimmung. Der Anteil an Alkohol im Verhältnis zum Spritz ist nicht gerade wenig

Oftmals stellt sich dann wieder noch die Frage wo man essen möchte, so gibt es doch dem „ristorante" noch die „osteria", die „rostcceria" und die „trattoria". Das „ristorante" ist ein klassisches Restaurant mit voller Menüauswahl. Die „osteria" war früher hingegen eine Schankwirtschaft, in der man sein eigenes Essen mitbrachte. Heute serviert man dort einfache Speisen zu günstigen Preisen. Die „pizzeria" bietet vor allem eine große Auswahl an Pizzen aller Art an, mittlerweile aber auch eigene andere Gerichte. In der „rosticceria", einer Art Gemüseimbissstube, steht der Chef am Holzofengrill und bereitet verschiedene Fleisch-und Gemüsegerichte zu. Die „trattoria" ist ein einfaches Gasthaus, in dem regionale Spezialitäten zubereitet werden. Das Abendessen beginnt mit einigen appetitanregenden Kleinigkeiten, den „antipasti". Eingelegtes oder gegrilltes Gemüse, Salami, Wurst, Käse, dabei gilt Italien als eines der Länder mit den meisten Käsesorten und langer Tradition in Herstellung und Verarbeitung, Oliven, kleine Salate, dazu italienisches Weißbrot und was natürlich nicht fehlen darf Wein. Diese Kleinigkeiten bringen nicht Einheimische oftmals schon in eine vorzeitig sättigende Bedrängnis. „Il primo" der erste Gang bringt dann in der Regel ein Nudelgericht, einen Risotto oder eine leckere Suppe. Beispielhafte Suppen können Tomaten-, Pilzcremesuppen sein.

Als Nationalgericht gilt in Italien der Vorspeisensalat Caprese. Bestehend aus Tomaten, Mozzarella-Käse und Basilikum bildet er die Farben der Flagge Italiens. Caprese gilt als beliebtes Vorspeisengericht der Italiener. Zur Herstellung werden rohe Tomatenscheiben mit Mozzarella-Scheiben und jeweils einem Basilikumblatt belegt, gesalzen und mit Olivenöl beträufelt. Für eine traditionelle insalata caprese werden besonders aromatische Tomatensorten bevorzugt. Besonders schmackhaft ist es mit Basilikum-Pesto.

Eine sehr schnelle und unkomplizierte Vorspeise ist Bagna cauda. Dabei handelt sich bei der Bagna cauda um eine Art Fondue, bei dem rohes Gemüse in eine warme Sauce aus Olivenöl, Sardellen und Knoblauch gestippt wird. Als Gemüse werden meistens Möhren, Rübenarten, Staudensellerie, Fenchel, Paprika, Frühlingszwiebeln, Radicchio, Chicorée, Topinambur und auch Champignons verwendet.

Der zweite Gang „il secondo" besteht aus Fleisch oder Fisch, dazu bestellt man Beilagen wie Gemüse, Polenta, Kartoffeln oder Salat.

Dabei spielt Bistecca alla fiorentina eine wichtige Rolle in Italien. Das Fleischgericht ist ein deftig gegrilltes/gebratenes T-Bone Steak, dass aus jungen Oschen hergestellt wird. Dazu wird oft eine Salat- oder Gemüsebeilage gereicht. Sehr viel Wert legt man dabei auf frische und aromatische Zutaten und auch Kräuter.

Daraufhin folgt der Nachtisch, „dolche", also eine verführerische Leckerei wie Tiramisu, Zabaione oder Panna Cotta, oder aber auch ein würziger Parmesan mit Honig.

Tiramisu, wörtlich „zieh mich hoch") ist eine Nachspeise aus Venetien und weit über seinen Entstehungsort hinaus bekannt und eines der beliebtesten Desserts in Italien. Das Dessert stammt aus Venetien und ist weit über seinen Entstehungsort hinaus bekannt. Tiramisu besteht aus abwechselnden Schichten von Löffelbiskuits und einer Creme aus Mascarpone, Eigelb und Eischnee. Die Löffelbiskuite werden mit kaltem Espresso beträufelt, der mit Marsala oder Amaretto, alternativ auch mit Weinbrand oder einem anderen alkoholischen Getränk aromatisiert wird. Das Dessert wird geschichtet und dann mehrere Stunden gekühlt, so dass es fest wird.

Vor dem Servieren wird die abschließende Cremeschicht mit reichlich Kakaopulver bestäubt.

Bei Zabaione handelt sich um eine Weinschaumcreme, bei der zuerst Eigelb und Zucker weißschaumig geschlagen werden müssen. Anschließend wird Marsala, der mit etwas Rum und eventuell Zimt aromatisiert wurde, dazugegeben und die Mischung im Wasserbad schaumig geschlagen. Serviert wird das Dessert, auch Zabaglione genannt, meist in einem mit Zucker bestäubten Glas, oft in Pokalform, und mit Biskuits als Beilage.

Aber auch Panna Cotta, auch gekochte Sahne genannt, ist als Dessert sehr beliebt. Die Zubereitung von Panna Cotta ist eher schlicht. Die Masse ist puddingartiges italienisches Dessert, das aus Rahm bzw. Schlagsahne, Zucker und Gelatine zubereitet wird.

Wenn dann zum Schluss der Espresso gereicht wird, begleitet von einem „digestivo" wie Grappa, Averna oder Sambuca, sind gut und gerne drei Stunden vergangen. Der Espresso beendet das Mahl, bei Einladungen weiß der Gast, dass er nun gehen sollte. Oftmals wird dies ganze aber noch durch Gespräche und Unterhaltungen den Restabend hindurch ausgeweitet.

Klassische italienische Speisenfolge:

- **Aperitivo:** Der Aperitif wird oft bereits auf dem Weg ins Restaurant in einer Bar getrunken.
- **Antipasti:** Die Vorspeisen sind in Italien eine wahre Pracht aus unzähligen typischen lokalen Spezialitäten. Oft kann man sich auch einen kleinen Teller am Buffet zusammenstellen.
- **Primo (piatto):** Der erste Gang ist in der Regel ein Pasta-Gericht, Risotto oder eine Suppe.
- **Secondo (piatto):** Der zweite Gang ist der eigentliche Hauptgang und besteht aus Fleisch oder Fisch. Beilagen – die „contorni" - werden separat dazu bestellt.
- **Dolce oder formaggio:** Als Nachtisch gibt es Süßspeisen, Obst oder Käse.

- **Caffè und digestivo**: Zum Abschluss wird noch ein caffè und ein Digestif, wie zum Beispiel Grappa oder Amaro getrunken - oder die Kombination aus beidem ein caffè corretto.
- **La merenda - die Zwischenmahlzeit**
  Um die lange Zeit zwischen Mittag- und Abendessen zu überbrücken legen die Italiener noch eine Zwischenmahlzeit ein.
  Das kann beispielsweise was Süßes, ein Stück Pizza oder einfach ein Salami- oder Schinkenbrot sein.

4 Traditionelle Mahlzeiten in Ägypten

4.1 Wesentliche Bestandteile der ägyptischen Esskultur

In Ägypten ist das Essen von ganz großer Bedeutung. Besonders in diesem Gebiet kennen sich die Ägypter gut aus. Hier dreht es sich vor allem um Großzügigkeit, somit sollte keine kleine Portion erwartet werden. Üblich ist es auch, dass es unfreundlich ist, wenn angebotenes Essen und Trinken angelehnt wird. Seien es Veganer, Vegetarier oder leidenschaftliche Fleischesser, die ägyptische Küche bietet für jedermann eine große Auswahl. Vor allem jedoch ist die vegetarische Küche vertreten, da Fleischgerichte für die meisten Einwohner zu teuer sind. Eine Besonderheit ist vor allem, dass jede Mahlzeit warm gegessen wird. In Ägypten ist die Staatsreligion der Islam mit etwa 90 Prozent der Einwohner und die verbleibenden 10 Prozent sind koptische Christen. Von daher gehört Schweinefleisch zu den verbotenen Nahrungsmitteln und wird kaum angeboten. Die vielfältigen Gewürze, welche in den unterschiedlichen Gerichten benutzt werden, sind sehr beliebt. Auf den ägyptischen Märkten erhält man eine Vielzahl an leckeren und beliebten Gewürze, Obst und Gemüse. Üblich ist es, dass die Familien gemeinsam essen oder auch oftmals Besuch empfangen, damit alle gemeinsam essen. Die Gastfreundschaft ist ein Teil ihres sozialen Lebens. Als Gastgeschenk wird etwas Süßes mitgebracht oder es kommt zu einer Gegeneinladung. Grundsätzlich setzen sich alle um eine große, runde Servierplatte auf den Boden und jeder nimmt sich was er möchte. In diesem Fall ist es üblich mit der Hand zu essen. Heute essen nur noch die etwas ärmeren Einwohner Ägyptens auf diese Art und Weise. Sehr beliebt in Ägypten ist der sogenannte Karkade, ein Hibiskusblütentee, den man in Ägypten bei jeder sich bietenden Gelegenheit wie beispielsweise Besuch oder Festlichkeiten serviert bekommt. An besonderen Ereignissen wie das muslimische Ramadanfest oder auch das koptische Weihnachten und Ostern, ist es üblich, dass sich mehrere Familien gemeinsam zu einem Festessen versammeln. In diesem Fall werden von jeder Familie ein bis zwei Gerichte mitgebracht.

Das Hauptnahrungsmittel in Ägypten ist und bleibt aber das Brot. Es wird „Aisch Baladi" genannt. Da „Aisch" Leben bedeutet, wird dadurch die Wichtigkeit des Brots verdeutlicht. Es wird zu allen Mahlzeiten und Festlichkeiten gereicht und weil es von innen hohl ist, eignet es sich gut zum tunken und zur Aufnahme anderer Nahrungsmittel, so dass prinzipiell kein Besteck benötigt wird. Die uralte Tradition Ägyptens, die islamische Lebensweise und auch die Tendenz zu der westlich, orientierten Neuzeit sind im ganzen Land spürbar. Da Ägypten zum osmanischen Reich gehörte, unterliegt die ägyptische Küche den Einflüssen der Nachbarstaaten, der Türkei und Griechenland. Dies wiederrum hat deutlich erkennbare Spuren in der Essgewohnheit hinterlassen.

4.2 الـ فطور (Das Frühstück)

Ein typisches Frühstück wie in Europa, das aus Brot, Butter, Wurst oder Marmelade besteht, kennt man in Ägypten nicht. In der ägyptischen Küche besteht das Frühstück meist aus Ful (Bohnen), Falafel (Gemüsebällchen), gemischte Salate, Schafskäse oder auch Omeletts. Zusätzlich kommt hin und wieder eine Fleischsorte namens Bastirma zum Einsatz.

Das Nationalgericht in Ägypten, welches regelmäßig gefrühstückt wird, sind die Saubohnen. Diese können unterschiedlich zubereitet und serviert werden. Die Bohnen werden über Nacht eingeweicht und dann gekocht, bis sie weich sind. Nach dem sie grob püriert wurden, werden sie großzügig mit Olivenöl übergossen. Dazu kommt dann eine Soße aus feingehackten Petersilien und wenig Zitronensaft wie auch Zwiebelstückchen. Das Gericht wird mit Fladenbrot gegessen. Man kann es auch mit etwas Schafskäse, Salat oder gekochten Eier essen.

Ebenso dürfen Falafel zum Frühstück nicht fehlen. Es ist ein sehr altes Gericht, bei dem die tatsächliche Entstehung nicht bekannt ist. Man nimmt jedoch an, dass es in Ägypten entstanden ist und gegeben falls von den christlichen Kopten als fleischloses Gericht für die Fastenzeit geschaffen wurde. Die Zubereitung von Falafel ist sehr aufwendig und doch beliebt. Hier werden Kichererbsen, Petersilien, Korianderkraut, Knoblauch, Lauchzwiebeln und unterschiedliche Gewürze eingeweicht und durch den Fleischwolf gedreht. Anschließend wird es zu einem Teig verknotet und es werden kugelförmige Teigbällchen geformt. Diese werden dann in Öl gebacken. In der Regel wird es dann mit Hummus (Kichererbsenmus) oder Tahina (Sesamsauce) im Fladenbrot serviert. Zum Frühstück wird traditionell Mokka oder arabischer Schwarztee getrunken. Generell wird in Ägypten etwas später gefrühstückt als in vielen anderen Ländern. Zwar wird gemeinsam gefrühstückt aber trotzdem sehr schnell. Die Vorbereitung der Mahlzeiten nimmt deutlich mehr Zeit in Anspruch im Gegensatz zum gemeinsamen Essen.

4.3 الـ غداء (Das Mittagessen)

Das tägliche Mittagessen innerhalb der Familie findet etwa zwischen 16 und 17 Uhr statt. Auch einer gemeinsamen Esskultur innerhalb der Familie wird eine große Bedeutung zugeteilt. In den meisten Familien ist es jedoch so, dass der Ehemann arbeiten geht und die Frau sich um das Kochen und die Kinder kümmert. Von daher kann nicht immer gemeinsam gegessen werden. Es differenziert sich von Familie zu Familie und wird abhängig von den Arbeitszeiten und der Entfernung zur Arbeit gemacht. Wird privat in einem Restaurant gegessen, werden meistens zu dem Hauptgericht ganz viele unterschiedliche Varianten von Moshahiat (Beilagen) bestellt. Die Ägypter betrachten diese Beilagen als Appetitanreger. In der Regel ist es üblich, dass die Person, die den Vorschlag äußert, essen zu gehen, auch die Rechnung für alle begleicht. Wird ein Geschäftsessen angesetzt, so findet dies fast ausschließlich in Restaurants statt. In Abhängigkeit von dem Herkunftsland des Geschäftspartners, der zu Gast ist, und der hierarchischen Stellung, wird entsprechend eine passende Lokalität vom einladenden Geschäftspartner ausgewählt. In der Regel sind dies hochwertigere Restaurants mit westlichem Einfluss oder westlicher Küche. Es versteht sich von selbst, dass ein respektvolles Benehmen am Tisch, sowie Tischmanieren, hoch geschätzt werden. Zudem sollte beachtet werden, dass die Gespräche, die während des Essens geführt werden, sich lediglich auf geschäftliche Themen beziehen. Generell ist das Benehmen während des Essens stets höflich und sehr respektvoll, besonders wenn ältere Menschen anwesend sind. In Ägypten wird üblicherweise erwartet, dass der Teller leer gegessen wird, denn dadurch gibt man ein Zeichen, dass man dankbar ist und das Essen köstlich war. In solchen Fällen wird dann umgehend eine weitere Portion nachgeschöpft.

Das Mittagessen beinhaltet auch wie in Deutschland eine Vorspeise, die Hauptmahlzeit und einen Nachtisch. Der Unterschied jedoch liegt darin, dass in Ägypten die Vorspeise und die Hauptmahlzeit zeitgleich gegessen werden. Auch was gegessen wird und wann zu Mittag gegessen wird, differenziert sich stark von der deutschen Küche. Die Zubereitung der meisten Gerichte ist ebenso deutlich aufwendiger.

Zu den Vorspeisen gehören unterschiedliche Salate, Pasteten, Oliven und Soßen, welche üblicherweise mit Brot gegessen werden.

Eine Tahina-Soße wird aus Sesam-Samen gewonnen und mit etwas Zitronensaft, Essig, Kreuzkümmel und etwas zusätzliche Gewürze verfeinert. Daraus kann zugleich unter Verwendung von Auberginen das beliebte Püree Baba-Ghanoush gemacht werden. Zu den Vorspeisen gehören auch viele andere Soßen, Salate und Suppen wie:

- Bisara (dicker Brei aus grünen Bohnen, Petersilie und Knoblauch)
- Hummus (pürierte Kichererbsen mit Sesam-Mus und Olivenöl)
- Kishk (dicke Joghurtsoße, die aus Milch, Joghurt, Hühnerbrühe und Bulgur gemacht wird)
- Shurbat tamatem (Tomatensuppe)
- Shurbat chadar (Gemüsesuppe)
- Shurbat ful nabit (Saubohnensuppe)

Die wichtigste und meist gegessene ägyptische Vorspeise oder auch Suppe ist jedoch Mulukhiyah. Mulukhiyah ist ein spinatähnliches Blattgemüse, das auch Muskraut genannt wird. Man kann es als Suppe aber auch als eine dunkelgrüne Soße zu Fleischgerichte essen.

Die Hauptmahlzeiten können Reisgerichte, Nudelgerichte, Fleischgerichte, Fischgerichte oder auch oftmals Fastfood sein. Zu den Reisgerichten gehört das beliebte Gericht Mahshi. Es besteht aus gewürzten Reis, Auberginen, Zucchini, Kartoffeln, Paprika und Tomaten. Oftmals wird diese Mischung in Weinblätter eingerollt. Es gibt aber auch die Möglichkeit den Reis in die Auberginen und Zucchini zu füllen und die Weinblätter separat zu machen.

Ein typisches Nudelgericht ist der Makkaroni-Bechamel-Auflauf. Dies ist ein Auflauf aus Makkaroni, Bechamelsoße und zusätzlich eine dünne Schicht Hackfleisch. Das bekannteste und für Ägypter unverzichtbare Nudel-Reis Gericht nennt sich aber Koshari. Koshari ist ein traditionelles, einfaches ägyptisches Gericht. Es stellt für Reisende als auch Einheimische die günstigste Möglichkeit eines sättigenden Essens dar. Es besteht aus schwarzen oder roten Linsen, Reis, kleinen Nudeln und Kichererbsen. Hier werden die Zutaten separat gegart, danach gemischt und mit Tomatensoße, Essig, Knoblauch und Rostzwiebel gewürzt. Meistens ist es als vegetarisches Gericht zu finden. Ab und zu gibt es auch eine Variante mit Hackfleisch. Das besondere an dieser beliebten Mahlzeit ist, dass sie in sieben unterschiedlichen Töpfen zubereitet wird.

Die Fleisch - und Fischgerichte werden immer mit Beilagen wie Salat, Nudeln, Reis, Kartoffeln oder Couscous serviert. Im Üblichen wird das Fleisch gekocht oder gegrillt. Beispiele für Fleischgerichte wären Fatta, Kebab, Kofta und Musaqqa´a. Sehr beliebt sind auch Innereien wie gebratene Leber, Zunge und Hirn. Fatta ist eine Fleschbrühe mit aufgeweichten Brotstücken. Oft wird das Brot noch zusätzlich mit Reis und Fleisch gemischt und dann mit der Brühe obendrauf serviert. Unter Kebab versteht man einfach einen Oberbegriff für alle Sorten gegrillten Fleischs. In Ägypten ist es meistens Lammfleisch. Kofta sind gegrillte Hackfleischbällchen, welche man trocken oder mit einer Tomatensoße essen kann. Sehr gängig und beliebt ist auch die Hauptmahlzeit Musaqqa´a. Es ist ein Auflaufgericht aus Auberginen, Hackfleisch und Bechamelsoße.

Für die Fischgerichte gibt es mehrere Quellen. Hierzu gehören das Mittelmeer, der Nil und das rote Meer. Man ist der festen Überzeugung, dass der Fisch aus dem Mittelmeer schmackhafter ist als anderen Fisch. Meistens wird Fisch nur in speziellen Fischrestaurants angeboten und auch nicht oft zu Hause gemacht. Es wird gerne draußen gegessen oder auch an Anlässen zu Hause.

Nach der Hauptmahlzeit wird der Nachtisch serviert. An Nachtisch gibt es in der ägyptischen Küche eine sehr große Auswahl, denn die Ägypter sind bekannt dafür, sehr gerne Süßes zu essen. Es ist eine der wichtigsten, ägyptischen Spezialitäten. Zu den traditionellen Nachtischen und Süßwaren gehören:

- Mahalabiya (gesüßter Milchpudding mit Nüssen und Rosinen)
- Um Ali (süße Milchspeise)
- Bitifur (ägyptisches Kleingebäck)
- Kunafa (ein Kuchen aus Teigfäden mit Honig und Nüssen)

- Basbusa (ein Gebäck aus Mehl, Gries, Schmelzbutter, Zucker und Öl)
- Baqlawa (aus Mandeln, Nüsse, Pistazien gefüllter Blätterteig, welcher in einem Sirup aus Honig, Zucker und Wasser getaucht wird)
- Zalabiya (in Öl gebackene Krapfen)

Die Auswahl an Gebäck und Süßwaren ist in der ägyptischen Esskultur zum einen groß und vielfältig und zum anderen sehr beliebt. Es ist meistens sehr süßlich und enthält eine Menge an Zucker. Zum Nachtisch wird Schwarztee mit Minze getrunken. Sollte Kaffee getrunken werden, wird dieser hauptsächlich türkisch genossen. Das bedeutet, dass das Wasser in einem Kaffeekessel erhitzt wird, hierzu gibt man die gewünschte Menge an   Kaffee und Zucker, damit der heiße Kaffee anschließend in Mokkatassen serviert und genossen werden kann. Sehr beliebte Getränke die auch auf der Straße in jeder Ecke angeboten werden sind unter anderem frisch gepresste Obstsäfte. Für Liebhaber von frischen Säften ist Ägypten in dieser Hinsicht ein Paradise. Ebenso ist Assier Assab (Zuckerrohrsaft) überall erhältlich und wird gerne getrunken. Helba ist ein heißes Getränk aus gekochtem Bockshornklee und wird auch regelmäßig zu Hause genossen. Das meist beliebte und getrunkene Getränk ist Sahlab. Es ist ein süßes, warmes Milchgetränk, welches Maisstärke, Pistazien und geraspelte Kokosnüsse enthält.

Viele ägyptische Männer haben die Gewohnheit nach dem Mittagessen eine Wasserpfeife (Shisha) zu rauchen, um zu entspannen. Viele machen dies gemütlich zu Hause, während andere sich dafür mittags oder auch abends mit Freunden in ein Cafe setzten zum Rauchen. Es ist sehr unüblich, dass sich Frauen in einer Bar oder in einem Cafe aufhalten, da in den arabischen Ländern die Meinung vertreten wird, dass es unpassend wäre. Aufgrund von kulturellen und religiösen Vorstellungen geht man oftmals davon aus, dass die Forderung von Frauen nach Gleichberechtigung nicht angebracht ist und dieser Erwartung nicht nachgekommen werden kann.

4.4 الـ عشاء (Das Abendessen)

Das Abendessen in Ägypten ist eine warme Mahlzeit, welche spät abends oder auch oftmals erst gegen mitternachts gegessen wird. Es wird generell schnell gegessen und ohne großen Aufwand. Oftmals wird das übrig gebliebene Mittagessen gegessen oder es wird Fetir (würzig belegter oder gefüllter Blätterteig) vorbereitet. Hin und wieder gibt es zum Abendessen eine einfache und schnell zubereitete Suppe. Fetir kann salzig oder auch süß gegessen werden. Die salzige Variante ist vergleichbar mit einer Blätterteigpastete und ist für Touristen als eine Art „Ägyptische Pizza" bekannt. Sie werden entweder mit Käse und Thunfisch gefüllt oder die süße Variante mit Honig und Zuckerrübensirup. Wird zu Abend eine Suppe gegessen, so kommt die gängig aber auch geschätzte Linsensuppe (Addas) zum Einsatz. Die Linsensuppe wird nach der Zubereitung über zerrupftes arabisches Brot gegossen und anschließend kann es als eine warme, sättigende Mahlzeit genossen werden. Hierzu wird häufig scharf eingelegtes Gemüse gegessen.

„Wenn ihr gegessen und getrunken habt, seid ihr wie neu geboren; seid stärker, mutiger, geschickter zu eurem Geschäft."[7] Das Zitat beschreibt wie wichtig das Essen ist. Nicht nur um satt zu sein, sondern auch um glücklich und zufrieden zu sein. Es stärkt, erfreut und entspannt viele Menschen. Die Entspannung ist auch ein wichtiger Bestandteil für das ägyptische Volk. Von daher wird das Prinzip der Sättigung vertreten. Ein warmes Abendessen, welches relativ spät stattfindet ist genau das Richtige vor dem schlafen gehen.

---

[7] Goethe, W., Götz von Eerlichingen mit der eisernen Hand, 1773.

5 Traditionelle Mahlzeiten in Deutschland

5.1 Wesentliche Bestandteile der deutschen Esskultur

Fragt man Ausländer nach der deutschen Küche, fallen immer die gleichen Schlagworte: Bratwurst, Sauerkraut, Knödel, Brot und Bier. Doch die deutsche Küche hat weitaus mehr zu bieten, als ausschließlich Knödel und Bratwurst. Generell kann die Landesküche als sehr deftig bezeichnet werden. Die Deutschen wollen satt werden. Groß und reichlich sollten die Portionen sein. Dabei darf ein ordentliches Stück Fleisch auf dem Teller natürlich nicht fehlen. Hinzu kommt eine Sättigungsbeilage, am liebsten die Kartoffel in all ihren Variationen, viel Soße, sowie eine Gemüsebeilage, die meist regional und saisonal gewählt wird. Des Weiteren bietet die deutsche Küche eine riesige Auswahl an Wurstvariationen, Milchprodukten und natürlich an Bier. Deutschland ist ein Föderalstaat mit sechzehn Bundesländern. Dabei hat jedes einzelne Bundesland seine ganz eigene Geschichte, sowie Traditionen, die gepflegt werden. Während im Norden, durch die begünstigte Lage an fischreichem Gewässer, der Fisch eine ausschlaggebende Rolle in der regionalen Spezialitätenküche einnimmt, ist es im Nordwesten die Kartoffel, die dominiert. Im Süden findet man vermehrt Brezel, Knödel und Würste auf den Tellern der Einheimischen. Grundsätzlich ist also zu sagen, dass sich die traditionelle deutsche Küche regional stark unterscheiden lässt, wobei sich auch anhand der verwendeten Zutaten und der geographischen Lage der Bundesländer, einige Gemeinsamkeiten finden lassen.

5.2 Das deutsche Frühstück

Das klassische deutsche Frühstück setzt sich überwiegend zusammen aus verschiedenen Brotsorten, verschiedene Käse- und Wurstarten und gekochten Eier. Sollte es ein etwas größeres Frühstück sein oder einen Anlass zu einem gemeinsamen frühstücken, so kommt noch Quark, Joghurt, Obst, Müsli oder auch Cornflakes hinzu. Dazu wird noch ein Heißgetränk, welches in der Regel Kaffee oder Tee ist, serviert. Gerne werden morgens auch Säfte wie beispielsweise frischer Organgensaft getrunken. Wird eher das süße Frühstück bevorzugt, so wird Butter, Marmelade, Honig oder Nuss-Nougat-Creme gegessen. Generell gelten die Deutschen als eine Frühstücksnation. Üblicherweise frühstückt das deutsche Volk relativ früh morgens. Unter der Woche wird etwa 15 bis 20 Minuten gefrühstückt, während man sich am Wochenende eine gute Stunde Zeit dafür nimmt. Die Besonderheit am deutschen Frühstück ist die Differenzierung der Art und Weise zu frühstücken innerhalb unterschiedlicher Bundesländer. Während in Baden-Württemberg und viele anderen Bundesländern wie bereits beschrieben gefrühstückt wird, wird in Bundesländer wie Bayern gerne Weißwurst, serviert mit süßem Senf, Brezeln und Bier genossen. In Sachsen wiederum werden Brote mit Blut- und Leberwust oder auch mit Schweinemett bevorzugt. Das deutsche Frühstück ist sehr vielfältig und für die Deutschen der perfekte Start in den Tag.

5.3 Das deutsche Mittagessen

Das Mittagessen ist in Deutschland die Hauptmahlzeit des Tages und wird traditionsgemäß relativ früh zwischen 12 und 13 Uhr me stens zu Hause gegessen. Die Mahlzeiten zur Mittagszeit beinhalten oft Kartoffeln, Gemüse und Fleisch. Die Deutschen greifen mittags ungern zu kalten Speisen. Zudem gibt es regionale Unterschiede. Im Süder bevorzugt man Spätzle sowie den Flammkuchen und im Norden ist der Fisch ein Genuss. Zum Trinken gibt es einen Saft, einen tollen Wein oder Mineralwasser.

Allerdings hat Fast-Food eine große Anerkennung im deutschen Staat, wie der türkische Döner oder die amerikanischen Hamburger und Pommes. Nicht zu vergessen ist die Curry Wurst sowie die italienische Pizza.

Typisch deutsche Mahlzeiten die zu Mittag verspeist werden sind Schnitzel mit Kartoffelsalat, Wurstsalat, Käsespätzle, Schweinebraten, Maultaschen mit Ei sowie Spargel mit Kartoffeln.

5.4 Das deutsche Abendessen

Das Abendessen in Deutschland wird meist eher als Vesper (von lat. vespera: Abendzeit) oder Abendbrot bezeichnet und besteht üblicherweise nicht aus einer warmen Speise, sondern, wie das Wort schon sagt, aus Brot, vorzugsweise aus Vollkornbrot. Für deutsches Abendessen ist es typisch, dass die Brote dick mit Butter beschmiert werden. Dazu gibt es eine Auswahl an verschiedenen Wurst- (Schinken, Salami, Leber- und Mettwurst, Lyoner) und Käsesorten (Emmentaler,

Gouda, Tilsiter, Camembert, Frischkäse, Mozzarella). Im Norden von Deutschland wird auch Fisch dazu gegessen, hier im Süden eher weniger. Typische weitere Beilagen sind Gemüse (Tomaten, Essiggurken, Paprika, Zwiebeln, usw.), Fleisch- oder Kartoffelsalat oder hart gekochte Eier. Dazu werden je nach Haushalt verschiedene Getränke konsumiert. Viele Deutsche trinken abends auch gern ein Feierabend-Bier. In manchen Fällen wird auch Tee zum Abendessen getrunken. Meist essen Deutsche gegen 18.00 Uhr zu Abend. Diese Zeit wird auch als Vesperzeit bezeichnet. Traditionell war das Abendessen eine Zeit, in der sich die Familie zusammengesetzt und sich unterhalten hat. Heute ist das immer weniger der Fall, viele Familien essen auch unabhängig voneinander. Am Wochenende essen viele auch ab und zu auswärts, z. B. in Restaurants oder in der Stadt auch an Imbiss-Buden. Dabei gewinnt Fast-Food immer mehr an Bedeutung, es ist egal was man isst, ob Hamburger oder Schnitzel, Pommes und Salat, die Schnelligkeit ist entscheidend.

6 Zusammenfassung und Fazit

Im Verlauf dieser Arbeit konnte dargestellt werden, was eine Esskultur eigentlich ausmacht und wie diese sich landesbedingt unterscheidet. Es ist die Gesamtheit von Gebräuchen und Gewohnheiten, die das Essen betreffen. So wurden in der Arbeit die spezifischen Werte der Esskulturen der vier Länder näher erläutert. Die Esskultur verschafft regionale Zugehörigkeit, sowie kulturelle Identität, spiegelt also die Herkunft eines Menschen wieder. Doch hinter der Esskultur eines Landes verbirgt sich so viel mehr als nur Spezialitäten, Sitten und Rituale. Die Art der Nahrungsaufnahme, der Hintergrund der jeweiligen Zutaten in der Landesküche, religiöse Aspekte, das alles sind Faktoren die sich zusätzlich hinter der Begrifflichkeit der Esskultur verbergen. Die Antwort dafür liefert die Historie. Die Geschichte ist das, was unser Essverhalten heute ausmacht und was uns regionale, sowie kulturelle Identität verschafft. Ebenso wie die Historie für die Entwicklung der Esskultur ausschlaggebend war, ist es heutzutage die Globalisierung, die zu signifikanten Änderungen beiträgt. Abschließend lässt sich feststellen, dass eine Differenzierung der einzelnen Länder deutlich erkennbar ist und sich dennoch in gewisser Weise Gemeinsamkeiten aufzeigen lassen. Gegenwärtig ist es signifikant aufgeschlossen gegenüber anderen Kulturen zu sein, da aufgrund von kulturellen Vernetzungen immer mehr der Kontakt zu unterschiedlichen Esskulturen aufgebaut wird.

Literaturverzeichnis

Broschüre des Italienischen Instituts für Außenhandel Düsseldorf, 2006.

Capatti Alberto, Montanari Massimo [Italian Cuisine,1999]: Italian Cuisine: A Cultural History, Columbia University 1999.

Verlag K. Baedeker, Italien, 2013, S. 103-120.

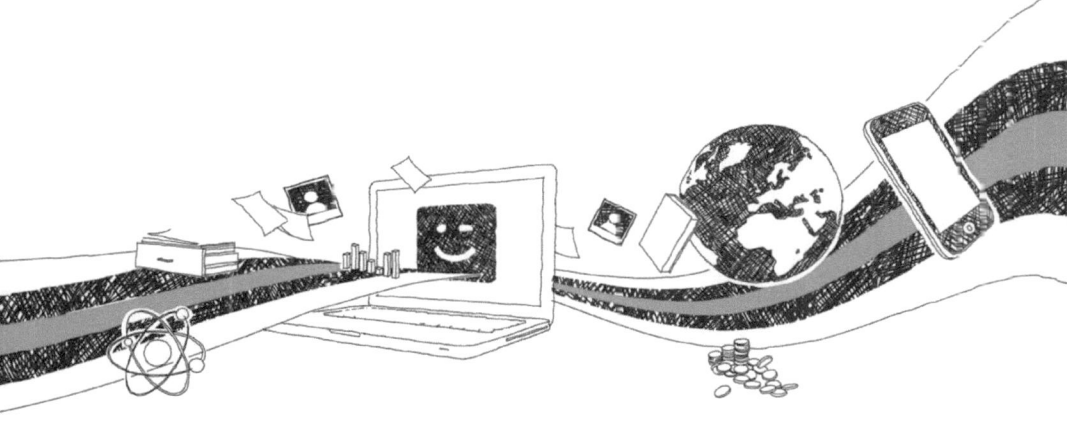
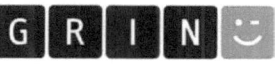